SHISHANG XIAODAREN
XUESHENGYINGYANGZHISHIKEPUHUACE

学生营养知识科普画册

易波 张琰 主编

"食"尚小达人

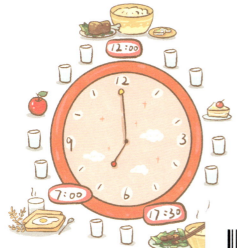

宁波出版社
NINGBO PUBLISHING HOUSE

本书编委会

主　　编　易　波　张　琰
副 主 编　高　华　蒋丹捷　潘刚雷　楼望伟
编　　委（按姓氏拼音顺序排列）

陈　奇	鄞州区疾病预防控制中心
高　华	宁波市疾病预防控制中心
龚清海	宁波市疾病预防控制中心
郭延波	宁波市疾病预防控制中心
蒋丹捷	宁波市疾病预防控制中心
楼望伟	宁海县疾病预防控制中心
潘刚雷	镇海区疾病预防控制中心
潘兴强	宁波市疾病预防控制中心
史碧君	宁波市疾病预防控制中心
汪　玺	奉化市疾病预防控制中心
王　慧	海曙区疾病预防控制中心
王经晖	宁波市疾病预防控制中心
王小仙	鄞州区疾病预防控制中心
王雪英	北仑区疾病预防控制中心
徐新悟	慈溪市疾病预防控制中心
易　波	宁波市疾病预防控制中心
张　琰	宁波市疾病预防控制中心
章国裕	象山县疾病预防控制中心
周绍英	宁波市疾病预防控制中心
周逸夫	江北区疾病预防控制中心

前　言

健康是人类永恒的话题，也是人类最大的财富。随着"健康中国"上升为国家战略，作为健康基石之一的营养，受到越来越多的关注。学生营养又是重中之重。儿童青少年时期既是身心健康和各项身体素质发展的关键时期，也是健康生活方式形成的关键时期。学生的体质健康水平不仅关系到个人的健康成长和幸福生活，还关系到整个民族的健康素质和人才质量。随着社会经济的快速发展，人们的生活方式发生了巨大的变化。宁波市监测结果显示，中小学生营养不良、超重肥胖发生率居高不下，学生营养与健康状况不容乐观。所以，社会各界，特别是学校、家庭，要重视孩子的营养问题，注意合理膳食，均衡营养，为学生的健康成长营造良好的营养环境。

随着国家《国民营养计划（2017—2030年）》和《浙江省国民营养计划（2018—2030年）》的颁布实施，学生营养改善工作越来越受到各级政府的关注和重视。学生家长和学生对权威性营养科普知识的需求也越来越大。与此同时,网络上获取的营养知识内容繁多,质量参差不齐,甚至真假难辨。为提高学生人群的营养健康素养,我们结合实际,编写了这本学生营养知识科普画册。本书适用于学生及其家长、老师以及从事学校卫生工作的各级相关人员,也适用于其他感兴趣的公众读者。

限于能力与经验,书中如有疏漏或错误,恳请读者提出宝贵意见。

编者

2021 年 8 月

目　录

第一章　认识营养 兴新食尚
1. 人体的营养需求……………………………001
2. 各类食物的营养成分………………………002
3. 养成良好的饮食习惯………………………004

第二章　天天喝奶 身体健康
1. 认识奶类……………………………………005
2. 扫清谣言……………………………………006
3. 如何正确选择和饮用奶？…………………007

第三章　足量饮水 少喝饮料
1. 儿童每天要喝多少水？……………………009
2. 如何正确喝水？……………………………010
3. 喝饮料可以替代饮水吗？…………………011
4. 千万不能尝试饮酒！………………………012

第四章　学龄儿童　巧选零食

1. 什么样的零食才是健康的呢? ······················014
2. 巧用绿灯、黄灯、红灯区分零食 ···················014
3. 如何"健康"地吃零食? ····························016

第五章　合理饮食　快乐成长

1. 什么是偏食、暴食? ································017
2. 如何做到不偏食、不暴食,保持适宜的体重? ········018

第六章　科学运动　健康阳光

1. 运动的项目选择 ·····································021
2. 运动的注意事项 ·····································022
3. 运动前后如何选择饮料? ···························023
4. 运动的身体营养供应 ································023

第七章　减少静坐　远离视屏

1. 长时间静坐的危害有哪些? ························025
2. 减少静坐、远离视屏的小建议 ·····················025

第八章　营养早餐　吃出健康

1. 为什么早餐很重要? ································027
2. 儿童早餐时存在的几个问题 ·······················028

目 录

3. 什么样的早餐才是营养健康的？……………………028
4. 给爸爸妈妈的几点建议…………………………………029

第九章　三餐合理　规律进餐
1. 三餐要规律……………………………………………030
2. 搭配要合理……………………………………………031

第十章　平衡膳食　乐享健康
1. 中国居民平衡膳食宝塔中的食物分层………………035
2. 如何选择和搭配食物？………………………………036

参考文献 …………………………………………………038
后记 ………………………………………………………039

第一章 认识营养 兴新食尚

中小学生处在生长发育的关键时期,学习营养健康知识、养成健康生活方式、提高营养健康素养,对其健康成长具有重要意义。

❶ 人体的营养需求

人体必需的营养素有 40 余种,分为蛋白质、脂类、碳水化合物、维生素、矿物质、水和膳食纤维七大类。不同食物所含

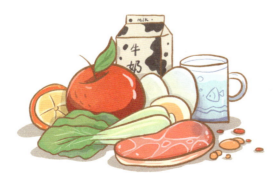

营养成分不同,只有多种食物组成的膳食,才能满足人体的营养需求。

❷ 各类食物的营养成分

人类需要的基本食物可分为五大类,即谷类和薯类、动物性食物、豆类及坚果、蔬菜和水果、纯热能食品。

(1)谷类和薯类,包括米、面、杂粮、土豆、红薯、山药等,主要提供碳水化合物、蛋白质、膳食纤维及B族维生素。

(2)动物性食物,包括肉、鱼、鸡、鸭、蛋、奶等,主要提供蛋

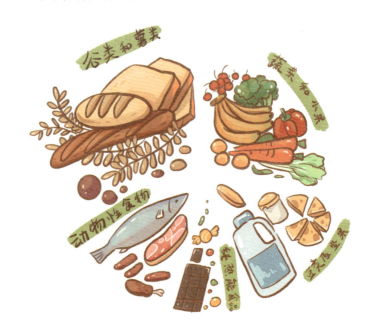

第一章 认识营养 兴新食尚

白质、脂肪、矿物质、维生素 A 和 B 族维生素。

（3）豆类及坚果，包括大豆（黄豆）、黑豆、绿豆、花生、核桃等，主要提供蛋白质、脂肪、膳食纤维、矿物质和 B 族维生素。

（4）蔬菜和水果，包括鲜豆、根茎、叶菜、茄果等，主要提供膳食纤维、矿物质、维生素 C 和胡萝卜素。

（5）纯热能食品，包括烹调油、肥肉、糖果、奶油等，主要提供能量。

食物类别	平均每天种类	每周至少品种数
谷类、薯类、杂豆类	3	5
蔬菜、水果类	4	10
鱼、蛋、畜禽肉类	3	5
奶、大豆、坚果类	2	5
合计	12	25

注：未包括烹调油和调味品

除了烹调油和调味品，人体平均每天要摄入 12 种以上食物，每周要摄入 25 种以上食物。谷类、薯类、杂豆类的食物每天 3 种以上，每周 5 种以上；蔬菜、水果类食物每天 4 种以上，每周 10 种以上；鱼、蛋、畜禽肉类食物每天 3 种以上，每周 5 种以上；奶、大豆、坚果类食物每天 2 种以上，每周 5 种以上。

❸ 养成良好的饮食习惯

(1)三餐合理,规律进餐,不偏食节食,不暴饮暴食。

(2)食物多样,谷类为主。

(3)吃动平衡,保证每天至少活动60分钟,增加户外活动时间,保持适宜体重增长。

(4)多吃蔬果、奶类、大豆。

(5)适量吃鱼、禽、蛋、瘦肉。

(6)食物中少盐少油,足量喝水,不喝含糖饮料。

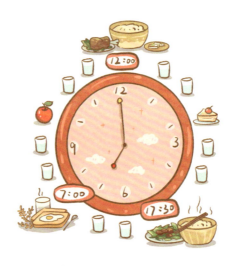

(高华、楼望伟、章国裕)

第二章　天天喝奶　身体健康

牛奶等奶制品是生活中不可缺少的营养佳品。营养学界一直呼吁"为全民健康加杯奶"。正确认识、选择和食用奶类，是中小学生健康成长的保证。

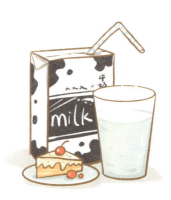

》❶ 认识奶类

市场上常见的奶类有液态奶（鲜奶、调制奶）、酸奶、炼乳、奶粉、奶油和奶酪等。奶类富含蛋白质、维生素和钙等。牛奶中的优质蛋白质，其氨基酸比例符合人体

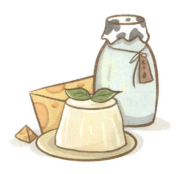

需要，所含乳糖能促进钙、铁、锌等矿物质的吸收。酸奶含有益生菌，并经过发酵分解，更容易消化吸收。

❷ 扫清谣言

空腹喝牛奶会浪费蛋白质吗？其实，牛奶中除了含有蛋白质、脂肪，还含有碳水化合物——乳糖，所以不用担心"浪费"问题。

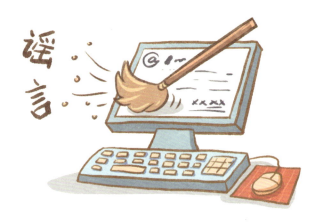

"平民牛奶"——豆浆可代替牛奶吗？豆浆中蛋白质含量与牛奶相当，但豆浆中钙等矿物质含量远低于牛奶，所以，豆浆不能代替牛奶。

第二章 天天喝奶 身体健康

❸ 如何正确选择和饮用奶？

（1）好牛奶，天天见。

每天要保证饮用300～400毫升牛奶或者食用相当量的奶制品。

经常进行户外活动，常吃深海鱼、肝、蛋黄等富含维生素D的食物，以促进钙的吸收和利用。

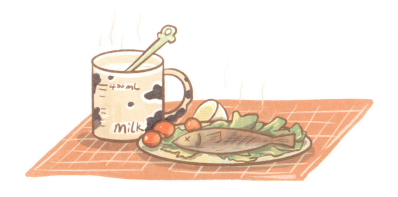

（2）正确选择牛奶。

生活中有各种各样的牛奶，如舒化奶、强化奶、脱脂奶、儿童成长奶等。舒化奶适合乳糖不耐受人群；强化奶、脱脂奶是为相应特殊人群设计的；儿童成长奶通常含糖量较高，不建议长期饮用。空腹喝牛奶出现肠鸣、嗳气、腹泻等症状的人群，可选酸奶或者低乳糖的牛奶，也可少量多次饮用牛奶，或同谷物类食物搭配食用。

"食"尚小达人

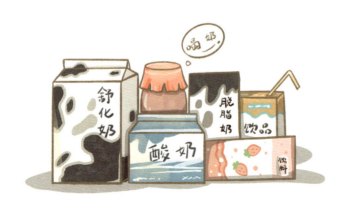

（3）"火眼金睛"辨别真假牛奶。

选购牛奶时，应仔细查看包装盒或包装袋上有无"饮料"或是"饮品"等字样。如果有"饮料"或"饮品"字样，说明它只是含乳饮料，而不是真正的牛奶。

（高华、王慧、周绍英）

第三章　足量饮水　少喝饮料

水是生命健康的基石。人体内的水占70%，儿童则更多，达80%。中国居民膳食指南建议：每天少量多次、足量喝水。如果机体失水10%就会威胁健康，失水20%就会危及生命。

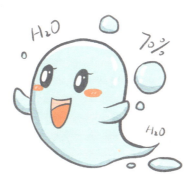

❶ 儿童每天要喝多少水？

建议6岁儿童每天饮水800毫升，7～10岁儿童每天1000毫升，11～13岁男生则需要每天饮水1300毫升，女生

"食"尚小达人

1100毫升,14～17岁男生每天1400毫升,女生每天1200毫升。

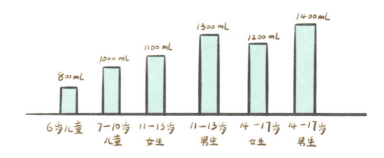

2 如何正确喝水?

(1)要喝清洁卫生的饮用水,首选白开水。

(2)少量多次喝水,不能等到口渴了再喝,建议每个课间喝100～200毫升水,闲暇时每小时喝100～200毫升水。

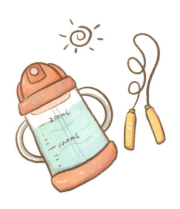

(3)天气炎热、运动强度较大时应适量增加饮水。出汗较多时可以喝点淡盐水。注意剧烈运动后不能立刻大量喝水,应休息后小口多次补水。

第三章　足量饮水　少喝饮料

❸ 喝饮料可以替代饮水吗？

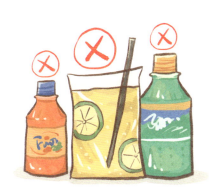

喝饮料不能替代饮水。多数饮料都添加了糖，含糖饮料是导致超重、肥胖和龋齿的罪魁祸首。以超市里常见的可乐型碳酸饮料为例，每100毫升饮料含糖10.6克，喝一瓶500毫升的碳酸饮料，相当于摄入糖分达53克，能量达200多千卡。为了不让体重增加，把来源于这瓶饮料的热量消耗掉，大约需要慢跑20分钟。如果偶尔想喝，应选择正规厂家生产的产品，不买"三无"产品。选择饮料时应注意看营养成分表，尽量选择"碳水化合物"或"糖"含量低的饮料。喝完后记得用清水漱口，保持口腔卫生。

≫ ❹ 千万不能尝试饮酒！

　　饮酒对儿童健康伤害很大。由于发育尚未完全，儿童对酒精的耐受力低，饮酒容易发生酒精中毒、脏器功能受损，甚至影响神经系统的发育，波及认知和行为，导致学习能力下降。

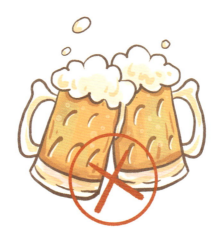

（高华、楼望伟、龚清海）

第四章 学龄儿童 巧选零食

零食，是指一日三餐以外吃的所有食物和饮料，不包括水。超市里琳琅满目、五花八门的零食，深受大家的喜爱。《中国学龄儿童膳食指南（2016）》建议：儿童青少年每天至少摄入食物12种以上，每周25种以上。零食可以作为日常膳食的有益补充。

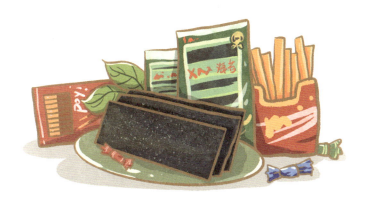

"食"尚小·达人

❶ 什么样的零食才是健康的呢?

(1)要选择干净卫生、营养价值高的食物。

(2)要选择正餐不容易吃到的一些食物,如坚果和新鲜水果等。

(3)选购零食要查看营养成分表,选择低油、低盐、低糖零食。

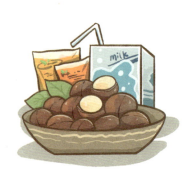

❷ 巧用绿灯、黄灯、红灯区分零食

(1)绿灯类:可经常食用的零食,建议每天食用,包括:

蔬菜水果类:如西红柿、苹果等;

奶类:如纯牛奶、酸奶等优质奶制品;

坚果类:如花生米、核桃仁等;

谷薯类:如蒸煮的玉米、全麦面包等;

饮料类:如不加糖的鲜榨果汁、胡萝卜汁等。

绿灯类零食不仅含有维生素 C、B、E,还含有优质蛋白质、优质脂肪酸,以及钙、碳水化合物等营养成分,属于有益于健

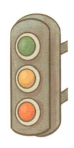

第四章 学龄儿童 巧选零食

康的零食。

（2）黄灯类：适当食用的零食，建议每周食用2～3次，包括：

蔬菜水果类：水果沙拉、香蕉干等；

奶类：奶酪、奶片等；

坚果类：盐焗腰果、瓜子等；

谷薯类：饼干、地瓜干等；

糖果类：口香糖、果脯等；

肉类：牛肉干、鱿鱼丝等；

饮料类：少糖的乳酸饮料、椰子汁等。

黄灯类零食营养素含量相对丰富，但无法做到低油、低盐、低糖，且无法全面保证优质脂肪酸的摄入。

（3）红灯类：限制食用的零食，建议每周食用不超过1次，包括：

谷薯类：奶油蛋糕、炸薯条、方便面等高盐、高油食品；

糖果类：奶糖、巧克力等含糖量高的食品；

肉类：炸鸡块、炸鸡翅等油炸食品；

饮料类：雪碧、可乐等碳酸饮料；

冷饮类：雪糕、冰淇淋等高糖食品。

红灯类零食添加了过多的脂肪、油、糖和盐，提供能量较多，几乎不含其他营养素，经常食用会引起超重和肥胖。

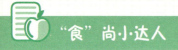

3 如何"健康"地吃零食？

(1)零食摄入要适量。不影响正餐，更不能用零食替代主食。

(2)食用时间要合理。餐前和餐后30分钟内不宜吃零食；睡前30分钟不要吃零食，以免影响肠胃及牙齿的健康。

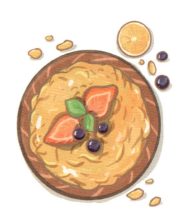

(3)学会搭配吃零食。正餐吃得较素，可选择补充蛋白质的零食，如纯牛奶等；正餐吃得较饱，可选择助消化的零食，如酸奶、猕猴桃等。

(4)不喝或少喝含糖饮料。白开水是最好的饮品。

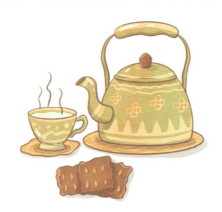

(高华、史碧君、王雪英)

第五章 合理饮食 快乐成长

第五章
合理饮食 快乐成长

偏食和暴食都是不好的饮食习惯,会对我们的身体健康产生不良的影响。

❶ 什么是偏食、暴食?

偏食:指只喜欢吃某几种食物的不良饮食习惯。

偏食的危害:

(1)造成维生素缺乏症。

(2)导致某些营养素的摄入不足或过量。

(3)造成营养不良。

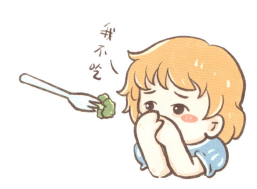

暴食：指对喜欢的食物一次性吃得过多，吃得过饱。

暴食的危害：

（1）容易使人患胃病、急性胃肠炎和胰腺炎。

（2）增加发生超重和肥胖的风险，比较容易导致脂肪肝、高血压等各种慢性疾病的发生。

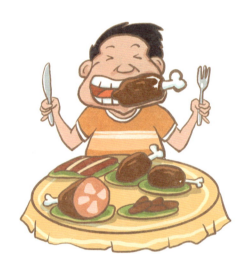

≫ ❷ 如何做到不偏食、不暴食，保持适宜的体重？

（1）饮食多样化。

食物种类尽量丰富，包括谷薯类、蔬菜水果类、禽畜鱼蛋奶类、大豆坚果类以及油脂类。建议每天摄入12种以上的食物，每周25种以上。

第五章 合理饮食 快乐成长

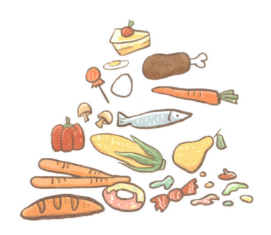

（2）定时定量进餐。

一日三餐的时间相对固定，细嚼慢咽，清淡饮食，少吃含高盐、高糖和高脂肪的快餐。早中晚餐提供的能量应分别占全天总能量的 25%～30%、30%～40%、30%～35%。三餐要做到定时定量。

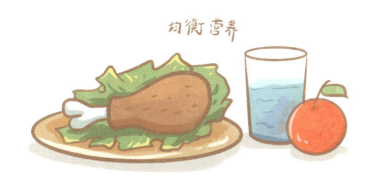

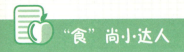
"食"尚小达人

（3）合理选择零食，多饮水，少喝含糖饮料。

选择卫生、营养丰富的食物作为零食。不能用零食替代正餐，吃饭前、后30分钟内不宜吃零食。油炸、高盐或高糖的食品不宜作为零食。保障充足饮水，每天800～1400毫升，首选白开水，不喝或少喝含糖饮料。

（4）纠正偏食、暴食等不良的饮食习惯。

不偏食挑食、不暴饮暴食，正确认识自己的体型，保持适宜体重。营养不良的儿童，适当增加鱼禽蛋肉或豆制品等优质蛋白质的摄入。超重肥胖的儿童，应在保证体重合理增长的基础上，控制总能量摄入，逐步增加运动频率和运动强度。

（5）均衡营养，保持适宜体重。

保持营养均衡，养成定期称重的习惯，监测自己的体重。

（6）吃动平衡，坚持运动。

运动益处多多，养成运动的好习惯，做到吃动两平衡。

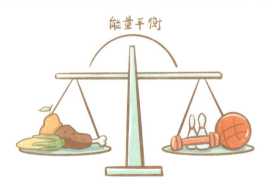

（易波、王小仙、王经晖）

第六章　科学运动　健康阳光

第六章
科学运动　健康阳光

生命在于运动,运动可以改善大脑功能,增加肺活量,使我们的心脏变得更强壮。运动还可以让我们保持好心情,精力充沛,改善睡眠,促进新陈代谢。

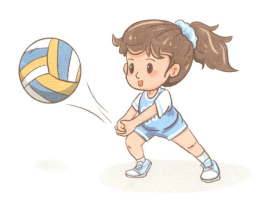

❶ 运动的项目选择

(1)有氧运动。

有氧运动即中低强度、能长时间进行的运动,如慢跑、快

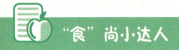

走、长距离慢速游泳、慢骑自行车等。

（2）无氧运动。

无氧运动就是短时间、强度比较大的运动，如短跑、举重、哑铃等。

❷ 运动的注意事项

（1）要有足够的运动频率。

每天至少进行60分钟中等强度以上的身体活动，每周至少3次高强度身体活动。

（2）要有合理的运动强度。

运动要循序渐进，从低强度开始，慢慢增加，让肌肉逐渐适应运动强度。

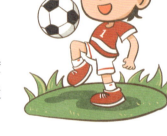

（3）要有充分的运动准备。

运动前要做好充分的准备活动，避免空腹运动。饭后1小时再进行运动，运动后注意补充水分。

（4）要有科学的运动后措施。

大量运动后，肌肉经过缓慢、放松的柔韧性拉伸，可以减缓延迟性肌肉酸痛。洗一个温水澡，可以缓解运动后疲劳。

第六章 科学运动 健康阳光

❸ 运动前后如何选择饮料?

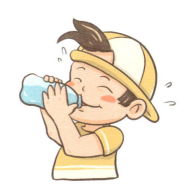

（1）运动前。运动前 1～2 小时要保证充足的水分摄入，避免运动时缺水或饮水太多而发生胃部不适。

（2）运动中。运动过程中最好每 20 分钟左右喝一两口水，不可由于口渴而一次性大量饮水。

（3）运动后。长时间运动后需要喝点盐水补充随汗液失去的盐分，进餐时可多补充汤水。

❹ 运动的身体营养供应

长时间运动前，如长跑前，应以高糖、低脂肪食物为主，如面包、饭、面、水果等，但如果是间歇性运动，只要在日常生活中做到均衡营养就可以了。

每天坚持运动 1 小时，让我们做个健康阳光的少年!

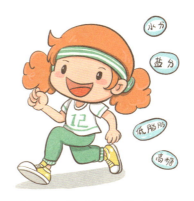

（张琰、潘刚雷、郭延波）

第七章
减少静坐 远离视屏

随着社会的发展和科技的进步，我们的生活环境也在迅速发生变化，电脑、手机等电子产品随处可见。由于工作繁忙，有的家长没有时间陪孩子，就让孩子在电子视屏之前消磨时光。

研究表明，长时间的静态活动，特别是静坐于电子视屏之前，会对儿童的健康产生不良影响，比如引起超重肥胖、视力下降、学习能力降低、睡眠时间缩短，甚至会导致焦虑、抑郁等一系列的心理问题。

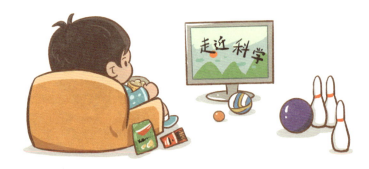

第七章 减少静坐 远离视屏

❶ 长时间静坐的危害有哪些?

静坐少动,最直接的危害就是引起肥胖。静坐提高了进食的可能性,减少了运动时间,降低了能量消耗,从而导致体内能量蓄积,体重增加,引起肥胖。肥胖儿童不仅会出现高血压、高血脂,成年后慢性疾病的发生风险也会增加。肥胖还会影响儿童的智力和生长发育,导致青春期提前、内分泌紊乱。

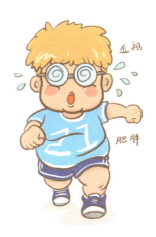

长时间接触视屏还会导致视力下降。观看时,眼睛睫状肌处于收缩状态,时间较长会出现眼睛红肿、充血、疲劳和干涩,如果不及时休息放松,就会造成不可逆转的伤害,如近视、散光等。如果使用手机时屏幕与眼睛距离过近,更容易造成近视。

❷ 减少静坐、远离视屏的小建议

(1)通过宣传教育,让大家了解久坐不动和长时间接触视屏的危害。

(2)控制接触视屏时间,即每天不能超过两小时,而且越

"食"尚小·达人

少越好。

（3）接触视屏每30分钟要站起来走一走，活动一下，让眼睛得到充分休息。

（4）保证睡眠时间，小学生每天不少于10小时，初中生每天不少于9小时。

（5）要增加户外运动时间，每天不少于1小时。

家长要尽量多花点时间陪伴孩子，让他们多参加户外游戏与运动，远离视屏，在关爱中快乐成长，从而拥有健康的身体和更加美好的明天！

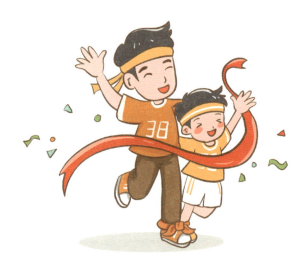

（张琰、高华、蒋丹捷）

第八章　营养早餐　吃出健康

第八章
营养早餐　吃出健康

俗话说，早饭要吃好，要吃得像"皇帝"，午饭要吃饱，要吃得像"平民"，晚饭要吃少，要吃得像"乞丐"。显然，吃好早餐很重要。

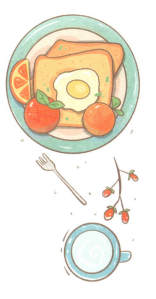

❶ 为什么早餐很重要？

（1）早餐可以补充能量。早餐距上一餐时间通常在 12 小时以上，体内能量已经消耗完了，必须及时补充，以免血糖过低。

（2）早餐可以提供全面的营养。除补充能量外，健康的早餐还能提供优质蛋白、维生素和矿物质。

（3）合理的早餐可以保护胃黏膜。经常不吃早餐的人，容易患上胃病。

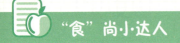
"食"尚小·达人

（4）不吃早餐易引起超重和肥胖。不吃早餐的人午餐时会出现强烈的饥饿感，容易吃下过多食物而导致脂肪堆积。

❷ 儿童早餐时存在的几个问题

（1）不吃早餐。有的小朋友因起床较晚，着急上学或胃口不好而不吃早餐。

（2）吃得太快。有的小朋友赶时间，早餐吃得太快，容易出现消化不良，对胃肠道造成伤害。

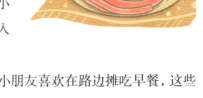

（3）早餐不营养。有的小朋友吃得太单调，营养素摄入不足，会影响生长发育。

（4）早餐不卫生。有的小朋友喜欢在路边摊吃早餐，这些食物往往存在卫生问题，可能会给健康带来不良影响。

❸ 什么样的早餐才是营养健康的？

营养健康的早餐要做到"四有两不要"。"四有"是有谷薯类食品，有动植物性蛋白质，有蔬菜水果，有牛奶。"两不要"

第八章 营养早餐 吃出健康

是不要油炸食品,不要烧烤食品。

❹ 给爸爸妈妈的几点建议

(1)让孩子提早 10 分钟起床,给食用早餐预留更多时间。

(2)充分利用厨房家电的预约功能,尝试让孩子帮忙一起准备,做出美味可口的早餐。

(3)时间不充裕时,可选择一些现成的食物,如新鲜水果、牛奶、酸奶、市售全麦面包等,丰富早餐的品类。

(4)在冰箱里储存一些健康的早餐作为备选。比如周末可以多做一些馒头、包子、水饺、馅饼等速冻保存。

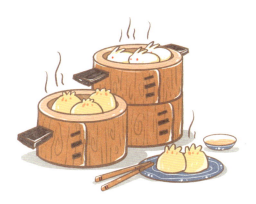

(张琰、汪玺、潘刚雷)

第九章
三餐合理　规律进餐

小树苗的苗壮成长离不开阳光雨露,小朋友们的健康成长离不开合理充足的营养。养成规律、合理的进餐习惯十分重要。

❶ 三餐要规律

三餐规律,是指每天都要吃三餐,而且每餐用餐时间和用餐量都要规律。

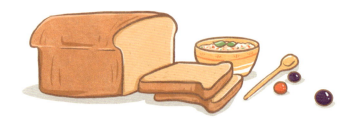

第九章　三餐合理　规律进餐

（1）早餐要吃好。早餐提供的能量应占全天总量的25%～30%。营养早餐应包括谷薯类、肉蛋类、奶豆类、果蔬类中的至少三类。有调查显示很多小朋友早餐中缺少蔬菜和水果，建议爸爸妈妈们在早餐中加入一份蔬菜和水果。

（2）午餐要吃饱。午餐提供的能量应占全天总量的30%～40%。学校的午餐包含主食、肉类和蔬菜，有时还会有水果和酸奶，能够满足身体所需。用餐时不能挑食和偏食，只有营养全面，才能健康成长。

（3）晚餐要适量。晚餐提供的能量应占全天总量的30%～35%。晚上体力活动少，而且准备进入睡眠，所以晚餐一定要适量。应多吃蔬菜等清淡食物，不要吃得太饱、太油腻，睡觉前不要吃零食。

❷ 搭配要合理

身体的发育需要碳水化合物、脂类、蛋白质、维生素、矿物质、膳食纤维和水这七种营养素。膳食搭配要注重食物的多样化和比例合理。"中国儿童平衡膳食算盘"共分了六层，从下往上依次为：谷薯类、蔬菜类、水果类、畜

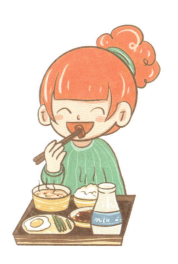

"食"尚小达人

禽肉蛋水产品类、大豆坚果奶类、油盐类。儿童平衡膳食算盘描述了儿童一日三餐膳食的食物基本构成和份数,从下往上各类食物的摄入量应依次减少。

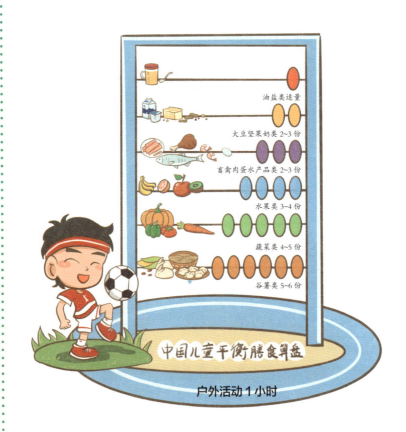

户外活动1小时

第九章 三餐合理 规律进餐

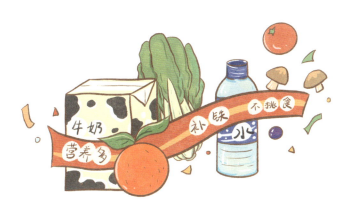

最后,几点建议请记牢:
一生不断奶,牛奶营养多。
补铁有好处,蔬菜配水果。
快餐要少吃,远离盐和油。
喝水要及时,温水最解渴。

(张琰、陈奇、周逸夫)

第十章
平衡膳食　乐享健康

平衡膳食是指食物的种类、数量和比例,能最大程度地满足不同个体的营养和健康需要。它强调食物种类的丰富多样,能量和营养素的适宜水平,并避免油、盐、糖的过量摄入。

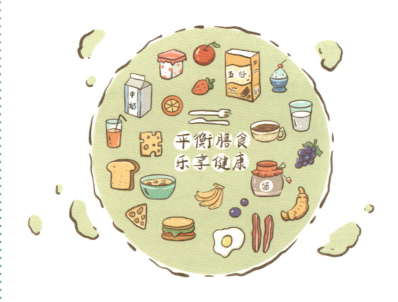

第十章　平衡膳食　乐享健康

许多国家都制定了膳食指南来指导本国居民合理膳食。中国居民平衡膳食宝塔是中国营养学会根据中国居民膳食指南，结合中国居民的膳食结构特点设计的。它把平衡膳食的原则转化为各类食物的重量，并以直观的宝塔形式表现出来，便于人们理解和在日常生活中的应用。

❶ 中国居民平衡膳食宝塔中的食物分层

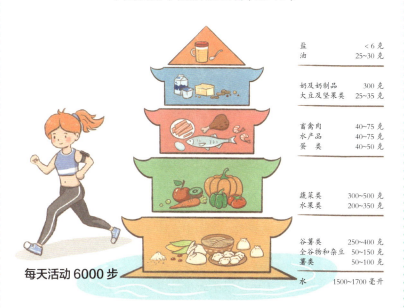

中国居民平衡膳食宝塔（2016）

盐	<6 克
油	25~30 克
奶及奶制品	300 克
大豆及坚果类	25~35 克
畜禽肉	40~75 克
水产品	40~75 克
蛋类	40~50 克
蔬菜类	300~500 克
水果类	200~350 克
谷薯类	250~400 克
全谷物和杂豆	50~150 克
薯类	50~100 克
水	1500~1700 毫升

每天活动 6000 步

在中国居民平衡膳食宝塔中,我们每天应吃的主要食物分为五层,各层位置和面积不同,一定程度上反映出各类食物在膳食中的地位和应占的比重。底层:谷薯类和水;第二层:蔬菜类和水果类;第三层:畜禽肉、水产品和蛋类;第四层:奶及奶制品、大豆及坚果类;第五层:盐和油。膳食宝塔中层数越往上,推荐的摄入量越少。平衡膳食必须科学、合理地选择和搭配食物。

❷ 如何选择和搭配食物?

(1)食物要多样。

没有任何一种食物可以提供人体所需的全部营养,因此只有多种食物组成的膳食才能满足人体对各种营养素的需要。

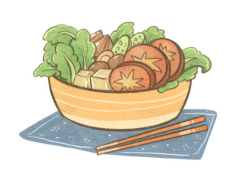

(2)食物摄入以谷薯类为主。

成人每天应摄入谷薯类食物250~400克。人们日常活动所需能量三分之二左右、所需蛋白质三分之一左右由谷薯类提供,此外谷薯类还提供了较多的B族维生素和矿物质,是人体能量和营养素最经济、最重要的来源。

第十章 平衡膳食 乐享健康

（3）多吃蔬菜和水果。

蔬菜和水果是维生素、矿物质、膳食纤维的重要来源，要餐餐有蔬菜，天天吃水果。蔬菜每天摄入300～500克，水果每天摄入200～350克。

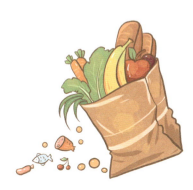

（4）适量吃畜禽鱼蛋。

摄入过多的肉类食物，会对健康带来不良影响。要适量地摄入鱼、禽、蛋和瘦肉，而且要优先选择鱼和禽肉，少吃肥肉、烟熏和腌制肉制品。

（5）天天喝奶，常吃豆制品，适量吃坚果。

每天喝300克奶对促进生长发育、预防骨质疏松有着很好的作用。豆浆、豆腐等豆制品富含优质蛋白，能与谷类蛋白互补，要常吃。坚果富含维生素和多不饱和脂肪酸，可作为零食适量食用。

（6）减盐减脂减糖。

平衡膳食，需要培养清淡饮食习惯。每人每天食盐摄入量要少于6克。每人每天烹调油摄入量要控制在30克以内。控制添加糖的摄入量，每天不超过50克，最好控制在25克以下。

（张琰、徐新悟、潘兴强）

参考文献

1. 中国营养学会. 中国居民膳食指南（2016）[M]. 北京：人民卫生出版社，2016.
2. 中国营养学会. 中国学龄儿童膳食指南（2016）[M]. 北京：人民卫生出版社，2016.

后 记

健康中国战略和国民营养计划的普及实施,使营养与健康越来越多地受到国家、政府及社会各界的高度重视,也引起了老百姓对营养科学问题的广泛关注。在新时代全民走向共同富裕的道路上,引导老百姓从"吃得饱"向"吃得健康""吃得文明""吃得节约"转变,将科学的营养科普知识,精准地传达到不同人群,提高全民的营养科学素养,需要社会各界的共同努力,更是我们营养工作者应有的责任。

2017年,宁波市疾病预防控制中心开展营养教育示范学校试点工作,对试点学校学生进行了系列营养科普宣传,在此过程中所撰写与开发的科普文章、演示文稿、宣传视频等为本书编写积累了大量的科学资料。为使更多的中小学生受益,本书自2018年开始筹划组稿,集宁波市疾控系统营养专业人员于一体,结合学生人群的阅读特点,注重科学性与可读性,历时三年,终于完稿,本书是全体编委辛勤劳动与付出的结

"食"尚小达人

晶。在此对参与本书编写的市、县两级疾病预防控制机构的工作人员表示由衷的感谢。本书编写过程中，也得到了各级专家和领导的无私指导与支持，在此一并表示感谢。

本书获得宁波市市级医疗卫生品牌学科（PPXK2018-10）、宁波市科技局公益类科技计划项目（202002N3187）的资助，是上述项目工作的成果产出之一。希望能以本书的出版为契机，丰富中小学生的营养科学知识，培养他们科学健康的饮食习惯，为走向共同富裕，实现健康中国添砖加瓦。

鉴于水平有限，经验不足，编写过程中恐有疏漏，部分内容和观点也可能有待商榷，敬请广大读者不吝指正。

编 者

2021 年 8 月

图书在版编目（CIP）数据

"食"尚小达人：学生营养知识科普画册 / 易波，张琰主编 . — 宁波：宁波出版社，2021.9
ISBN 978-7-5526-4374-9

Ⅰ．①食… Ⅱ．①易…②张… Ⅲ．①青少年－营养卫生 Ⅳ．① R153.2

中国版本图书馆 CIP 数据核字（2021）第 181146 号

"食"尚小达人 —— 学生营养知识科普画册

主　　编	易　波　张　琰
责任编辑	杨青青
责任校对	余怡荻
插画绘制	应圆圆
装帧设计	金字斋
出版发行	宁波出版社

（宁波市甬江大道 1 号宁波书城 8 号楼 6 楼　邮编　315040）

网　　址	http://www.nbcbs.com
电　　话	0574—87287264（编辑部）　87279895（发行部）
印　　刷	宁波白云印刷有限公司
开　　本	880mm×1230mm　1/32
印　　张	1.625
字　　数	80 千
版　　次	2021 年 9 月第 1 版
印　　次	2021 年 9 月第 1 次印刷
标准书号	ISBN 978-7-5526-4374-9
定　　价	18.00 元

如发现缺页或倒装，影响阅读，请与出版社联系调换。电话 0574-87248279